TECHNIQUE

DE

L'HÉPATOPEXIE

(PROCÉDÉ DE LEGUEU)

PAR

Le Dr Marcel CHEVALLIER

DE L'UNIVERSITÉ DE PARIS

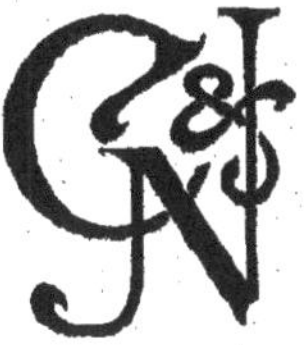

PARIS
GEORGES CARRÉ ET C. NAUD, ÉDITEURS
3, RUE RACINE, 3

1898

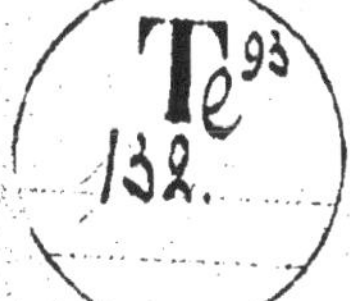

TECHNIQUE

DE

L'HÉPATOPEXIE

(PROCÉDÉ DE LEGUEU)

PAR

Le Dr Marcel CHEVALLIER

DE L'UNIVERSITÉ DE PARIS

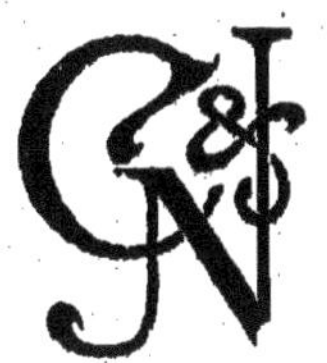

PARIS

GEORGES CARRÉ ET C. NAUD, ÉDITEURS

3, RUE RACINE, 3

1898

A LA MÉMOIRE DE MON PÈRE

A MA MÈRE

A MON PRÉSIDENT DE THÈSE

M. LE PROFESSEUR TILLAUX

MEMBRE DE L'ACADÉMIE DE MÉDECINE
CHIRURGIEN DE LA CHARITÉ
COMMANDEUR DE LA LÉGION D'HONNEUR

AVANT-PROPOS

Nous tenons, au début de cette thèse, à rendre un public hommage à nos maîtres des hôpitaux, à tous ceux qui ont contribué à notre éducation médicale.

Nous saluons tout d'abord la mémoire d'un maître regretté, le Dr Hanot ; sa grande bonté, sa science inépuisable, ses qualités de clinicien éminent avaient su lui attacher le cœur et l'esprit de ses élèves ; nous n'oublierons jamais de quelle bienveillance il nous a honoré au cours de l'année passée dans son service.

Nous avons aussi le devoir de nous incliner devant deux noms récemment disparus : le Dr Constantin Paul, le professeur Tarnier.

Adressons enfin l'expression de notre reconnaissance à M. le professeur Le Dentu qui nous a accueilli dans ses salles de chirurgie au début de nos études ; à M. le professeur Grancher, dans le service duquel nous avons appris la pathologie infantile ; à M. le Dr Roger, à M. le Dr Bonnaire, qui nous a admis à suivre ses leçons et sa pratique journalière à la Maternité de l'hôpital Tenon.

Que M. le Dr Kalt accepte nos remerciements pour la bonne grâce avec laquelle il nous a fait profiter de sa consultation d'ophtalmologie, à l'hospice des Quinze-Vingts.

Nous avons suivi avec fruit les brillantes causeries cliniques que nous a faites M. le Dr Legueu, chirurgien des hôpitaux, à sa consultation de l'hôpital Saint-Louis. Nous devons beaucoup à son enseignement, nous devons aussi à son amabilité qu'il ne nous a jamais ménagée : il a inspiré le choix de notre thèse et c'est à lui qu'en revient la partie vraiment originale ; nous le remercions vivement.

M. le professeur Tillaux nous a fait le grand honneur d'accepter la présidence de notre thèse : nous lui en témoignons toute notre reconnaissance.

INTRODUCTION

Il y a lieu de distinguer, dans l'étude de l'hépatoptose en général, deux formes de mobilité du foie : l'une, mobilité partielle où, la glande étant normalement maintenue, une de ses parties s'hypertrophie, se pédiculise et donne ainsi naissance à un lobe flottant ; l'autre, mobilité totale, où le foie est prolabé en masse.

De même, dans le traitement chirurgical du foie mobile, nous distinguerons le traitement de l'hépatoptose partielle, — l'hépatopexie partielle — et celui de l'hépatoptose totale, — l'hépatopexie totale.

Si l'on considère que dans l'hépatoptose partielle le lobule pédiculé tient déjà naturellement, qu'il exerce sur le foie un effort minime, on voit que les plus légères adhérences suffiront à le fixer. L'hépatopexie partielle est donc une opération très simple qui ne soulève nul problème de technique opératoire : elle n'est pour ainsi dire qu'un acheminement vers la véritable opération : l'hépatopexie totale. C'est cette dernière qui fera le sujet de notre étude.

Là seulement en effet se pose le problème intéressant de la fixation du foie. Il s'agira de savoir, étant donné le volume et le poids considérables de la glande hépatique, les lésions de son appareil suspenseur, quels moyens paraissent le plus propres à obtenir une fixation solide.

A cet effet, après quelques mots sur l'anatomie normale et pathologique du foie mobile, nous passerons en revue les divers procédés d'hépatopexie employés jusqu'à ce jour, nous étudierons ensuite le procédé auquel a eu recours en deux circonstances notre maître, le Dr Leguen; nous chercherons enfin à connaître dans quelle mesure ce procédé réalise les conditions d'une fixation durable et vraiment efficace.

HISTORIQUE

L'hépatopexie totale est de date récente. C'est Gérard-Marchant qui, le 28 mars 1891, pratiqua la première opération de ce genre.

Avant lui, le traitement chirurgical de l'hépatoptose avait été tenté par Billroth en 1884, Tscherning de Copenhague en 1886, Langenbuch en 1890 ; mais ces chirurgiens n'avaient fixé que des lobes flottants. Dans sa thèse, parue en 1892, J.-L. Faure cite l'opération de Gérard-Marchant et règle le manuel opératoire de l'hépatopexie totale ; il préconise comme complément à l'opération l'avivement au bistouri d'une partie de la surface convexe du foie. Par ce procédé qu'il expérimenta sur des chiens, l'auteur se proposait de voir « si le tissu hépatique lui-même était, après dénudation et enlèvement de son enveloppe péritonéale, susceptible de se souder intimement à la paroi de l'abdomen et de fournir des adhérences plus solides que celles de séreuse à séreuse ».

A partir de cette époque, les opérations se multiplient : Langenbuch en 1891 ; Desguin, Richelot, Depage, 1893 ; Lanelongue et Faguet. Bobroff, Arcilsa,

1895; Franke, Péan, Delagenière, du Mans, 1896; J. Lucas-Championnière, Winson Ramsay, Blanc, de Saint-Étienne, 1897, publient des observations d'hépatopexie totale.

Le traitement du foie mobile fait le sujet de la thèse de Couturier et d'un travail de Defontaine, du Creusot, paru dans les « Archives provinciales de Chirurgie ».

Enfin, dans leur récent article de la « Revue de Chirurgie », Terrier et Auvray posent les indications de l'hépatopexie, étudient les divers procédés, apprécient les résultats : c'est la première étude complète faite sur la question.

CHAPITRE PREMIER

DE L'HÉPATOPTOSE TOTALE

Le foie peut, à un moment donné, par suite d'une imperfection de son appareil suspenseur, se déplacer, descendre dans la cavité abdominale et y acquérir une mobilité anormale : il se produit une véritable luxation du foie.

Cette affection, désignée sous le nom de foie mobile, volant (Soutouguin), ambulant (Marino), errant (Chwosteck), d'hépatoptose, est relativement rare, du moins à son degré très avancé, qui oblige à intervenir chirurgicalement.

Si nous en croyons Glénard, en effet, l'hépatoptose est fréquente mais souvent méconnue ; comme le rein, le foie est mobile à des degrés divers, et une faible mobilité, si on ne la recherche attentivement, passe aisément inaperçue.

La femme est atteinte beaucoup plus souvent que l'homme : c'est ainsi que sur 19 malades opérés nous trouvons 17 femmes et 2 hommes.

Sans vouloir entrer ici dans l'étude étiologique et pathogénique du foie mobile, nous dirons que l'on considère l'hépatoptose comme relevant de troubles généraux de la nutrition, au même titre que les autres ptoses viscérales et diverses affections telles que les hernies, les varices, la dilatation de l'estomac. En fait, l'hépatoptose s'accompagne fréquemment soit de rein mobile, soit d'entéroptose, soit de prolapsus utérin. Ces troubles de nutrition modifient assez profondément l'appareil suspenseur du foie pour provoquer la chute de l'organe, à l'occasion d'efforts, de travaux pénibles, d'une grossesse, et agissent à l'occasion de la moindre cause mécanique.

Cette chute se produit tantôt brusquement et les accidents présentent un caractère d'acuité intense, tantôt et le plus souvent d'une manière lente et progressive.

Généralement, c'est une douleur vague, une sensation de tiraillement, de pesanteur dans l'abdomen, qui attire l'attention de la malade : calmée au début par le repos, cette douleur s'exaspère à la longue et s'accompagne quelquefois de crises très aiguës avec vomissements, ictère, rappelant les crises de colique hépatique ; l'état général s'altère, des troubles digestifs surviennent, la malade s'affaiblit, est obligée d'interrompre ses occupations et souvent même de s'aliter. Elle devient nerveuse, hystérique ou hypocondriaque. Elle vient enfin demander au chirurgien soit un soulagement à ses douleurs, soit une amélioration à cet état de faiblesse irritable qui la rend incapable du moindre effort.

Pour remédier à ces troubles multiples qui rendent la vie des malades intolérable, la nécessité d'une intervention s'est imposée : les chirurgiens ont tenté de fixer le foie comme ils fixaient le rein et l'utérus.

Avant d'aborder l'étude du manuel opératoire de l'hépatopexie, il nous faut connaître quels sont les moyens de fixité du foie et les lésions de son appareil suspenseur.

Moyens de fixité du foie

Le foie est le plus volumineux et le plus pesant de tous les viscères. Situé au-dessous du diaphragme, au-dessus de l'estomac et de la masse intestinale, il occupe tout l'hypocondre droit, l'épigastre et une partie de l'hypocondre gauche. A l'état physiologique c'est-à-dire lorsqu'il est gorgé de sang et de bile, son poids atteint deux kilogrammes environ.

Les moyens de fixité du foie sont nombreux : ce sont tout d'abord les replis du péritoine, ligaments qui l'unissent au diaphragme.

a) *Le ligament falciforme ou suspenseur* qui, s'attachant d'une part à la concavité diaphragmatique et à la face profonde de la paroi abdominale, de l'ombilic au centre phrénique, s'insère d'autre part à la face convexe du foie, depuis l'échancrure du bord antérieur jusqu'à la veine cave inférieure, en arrière.

C'est une toile mince et transparente, tendue verticalement et un peu obliquement d'avant en arrière et de droite à gauche ; sur le vivant debout, ce ligament repose à l'état de flaccidité, couché sur le foie, à gauche de sa ligne d'insertion ;

b) *Le ligament coronaire*, à direction transversale, qui s'étend du bord postéro-supérieur du foie à la partie correspondante du diaphragme ; il est prolongé à ses deux extrémités droite et gauche par les ligaments triangulaires.

Les ligaments falciforme et coronaire se rencontrent presque à angle droit en arrière, au point où la veine cave apparaît sur le bord postérieur du foie.

La veine cave, renfermée à ce niveau dans le ligament coronaire, intimement unie d'une part au centre phrénique, reçoit d'autre part les veines sus-hépatiques, à leur émergence du parenchyme hépatique, et contribue ainsi à la suspension du foie.

Aux ligaments précités nous ajouterons les épiploons, replis du péritoine, qui unissent le foie aux organes voisins : ce sont les épiploons *gastro-hépatique, hépato-rénal, hépato-colique.*

Par sa face inférieure, la glande hépatique repose sur le cordon fibreux de la veine ombilicale, qui, allant de l'ombilic à la veine cave inférieure et contenu en avant du bord antérieur du foie dans une gouttière que lui forme le ligament suspenseur, passe au-dessous du foie à la manière d'une corde tendue sur laquelle cet organe est comme à cheval et en état d'équilibre instable.

En outre, les viscères abdominaux sous-jacents et en particulier, la masse intestinale maintenue par la tonicité des muscles de l'abdomen, lui forment comme un lit sur lequel il repose.

Tels sont les multiples moyens de fixité du foie. Mais tous n'ont pas une égale valeur, ne concourent pas également au maintien du foie. L'accord est loin d'être fait entre les auteurs sur la valeur respective qu'il faut leur attribuer.

Un certain nombre, Sappey, A. Richet, Cruweilhier, Paulet, Chrétien, Landau, etc., font jouer à la paroi abdominale le principal rôle dans la fixité hépatique ; c'est elle qui, par sa tonicité naturelle, maintient en place les viscères abdominaux et s'oppose à leur chute ; que, sous une influence quelconque, la paroi abdominale vienne à se relâcher, les viscères n'étant plus suffisamment contenus tombent et en premier lieu tombe la masse intestinale ; pour ces auteurs c'est donc la distension primitive de la paroi qui produit la ptose intestinale et consécutivement la ptose hépatique. Pour Glénard, le mécanisme est différent ; il admet que la masse intestinale prenant point d'appui sur la paroi abdominale supporte le bord antéro-inférieur et les extrémités latérales du foie ; si l'intestin diminue de volume, il ne remplira plus exactement la cavité abdominale et manquera du point d'appui que lui fournit la paroi ; il deviendra impuissant à soutenir la glande hépatique et amènera sa chute. Pour ce dernier auteur ce n'est donc plus la distension primitive de la paroi abdominale qui crée l'hépatoptose, mais la diminution primitive du volume de la masse intestinale. Quoi qu'il en soit, que le relâchement de la paroi abdominale soit réel (Landau) ou apparent, le contenant étant devenu trop grand pour le contenu (Glénard), il est pour ces auteurs la cause prédominante de la ptose du foie.

A l'encontre de ces opinions, les belles recherches

de Faure sont venues montrer le rôle prépondérant que jouent la veine cave et les ligaments dans la fixité du foie. De ses expériences sur le cadavre, il résulte que la veine cave et les ligaments qui unissent le foie au diaphragme peuvent supporter un poids moyen de 35 à 40 kilogrammes, c'est-à-dire 25 fois la masse hépatique : la veine cave soutient à elle seule une surcharge de 27 à 28 kilogrammes. L'auteur en conclut que le rôle de la masse intestinale et de la paroi, quoique certain, doit être faible :

« Le matelas intestinal ne peut donc servir qu'à soulager l'appareil suspenseur véritable, à empêcher qu'à l'état normal le poids du foie se fasse trop sentir dans ses ligaments et surtout sur la veine cave, à amortir, dans une certaine limite, les secousses et les tiraillements que le foie ne manque pas d'exercer sur ses ligaments dans les mouvements brusques. »

En dernière analyse, les moyens de fixité du foie sont donc représentés par son appareil suspenseur (veine cave et ligaments), et accessoirement, par la paroi abdominale.

Lésions du foie mobile.

Les lésions de l'appareil suspenseur du foie observées dans l'hépatoptose totale sont congénitales ou acquises.

Les malformations congénitales sont rares : elles se traduisent par l'absence d'un ou plusieurs ligaments ; ligament coronaire, observations de Longuet (1874) et de

Kirmisson (1880), ligament suspenseur (hépatopexie pratiquée par Lanelongue, de Bordeaux, 1895).

L'existence d'un méso-hépar congénital (Meisner), formé par l'allongement des deux feuillets du ligament coronaire juxtaposés et permettant une grande mobilité du foie, n'a pu être démontrée.

Les lésions acquises sont beaucoup plus fréquentes ; elles consistent dans l'allongement des divers ligaments du foie, plus souvent du ligament falciforme, si nous en croyons les observations d'hépatopexie pratiquées jusque-là. — A l'ouverture de l'abdomen, Péan trouve la veine cave repliée sur elle-même et le ligament suspenseur très allongé et vascularisé ; Delagenière le voit très hypertrophié et œdémateux ; Desguin, Depage, Lucas-Championnière, W. Ramsay relatent son allongement parfois considérable.

Enfin chez l'une des malades opérées par M. Legueu, le ligament falciforme était très relâché.

Sous l'influence de ce relâchement des ligaments le foie s'abaisse ; le plus souvent, il s'abaisse en subissant un mouvement de bascule en avant, autour de son axe transversal, retenu en arrière par le ligament coronaire qui maintient fixé son bord postéro-supérieur : de la sorte, la face supérieure abandonnant la concavité du diaphragme devient antérieure, son bord tranchant restant en avant.

On a vu cependant le foie occuper les positions les plus invraisemblables et acquérir une mobilité considérable, Terrier et Auvray citent les cas suivants : « Demarquay a signalé un renversement tel de l'organe que la vésicule occupait la partie supérieure, tandis que le sillon transversal regardait en avant et en haut. Griffiths et Trush ont constaté la disposition inverse, le foie tournant sur son axe transversal, sa face supérieure était venue se mettre en rapport avec la paroi antérieure de l'abdomen et son bord antérieur occupait la fosse iliaque. Heister a vu un foie dont la face convexe répondait nettement au flanc droit, le bord tranchant était vertical et la face profonde regardait vers la gauche. »

On a signalé d'autres lésions du foie. Bobroff, Richelot trouvent, après laparotomie, le foie immobilisé par des adhérences contractées avec les organes voisins. Ces adhérences compliquent l'opération et deviennent une cause d'erreur de diagnostic: c'est ainsi que le foie immobilisé dans la fosse iliaque droite fut pris par Richelot pour une typhlite tuberculeuse.

Le foie mobile peut être un foie pathologique, qu'il soit cirrhotique (obs. de Lanelongue, Delagenière), ou cancéreux (obs. de Trush).

Enfin la ptose hépatique coexiste très souvent avec l'entéroptose, la néphroptose, le prolapsus de l'utérus.

Le foie peut encore avoir subi des déformations particulières; chez la malade de Blanc il était dur, étranglé en sablier, chez une de nos malades il était très aminci et effilé.

Telles sont les lésions anatomiques trouvées soit au cours des autopsies soit au cours des hépatopexies.

Nous devons surtout retenir au point de vue opératoire que, le plus souvent, le foie mobile s'abaisse en avant, sa face supérieure devenant antérieure.

CHAPITRE II

PROCÉDÉS D'HÉPATOPEXIE

La fixation du foie mobile soulève un problème de technique opératoire dont la solution présente deux ordres de difficultés : d'une part, l'organe à fixer est une glande d'un volume et d'un poids considérables ; d'autre part, le tissu en est friable et très vasculaire.

Ces difficultés nous expliquent le nombre et la diversité des procédés mis en usage pour aboutir à une opération efficace : nous verrons, parmi les chirurgiens, les uns craignant l'hémorragie, éviter de pénétrer profondément dans le tissu hépatique, les autres, redoutant l'insuffisance d'une telle prise pour un si gros organe, ou pénétrer plus avant, ou avoir recours à une voie détournée.

Malgré donc que l'hépatopexie totale soit une opération de date récente, les procédés qui permettent de la réaliser sont nombreux.

Ils se répartissent à l'heure actuelle entre 19 observations. Aux 15 observations citées par Terrier et Auvray dans leur article de la *Revue de chirurgie*, nous ajoutons ici deux cas récents dus, l'un à un chirurgien anglais, W. Ramsay, l'autre au Dr Blanc, de Saint-

Étienne. Les deux autres observations concernent deux femmes opérées par le Dr Leguen, l'une dans le service du Dr Pozzi à l'hôpital Broca, l'autre dans celui du Dr Nélaton, à l'hôpital Saint-Louis.

Au cours de ces deux opérations une technique spéciale a été suivie, que nous décrirons en détail, après avoir passé une revue rapide des différents procédés d'hépatopexie.

Dans cet exposé rapide des méthodes opératoires, nous ne pouvons mieux faire que de suivre la classification et le résumé qu'en ont donné Terrier et Auvray.

Ces auteurs divisent en trois groupes les divers procédés d'hépatopexie.

Ier Groupe

Hépatopexie par formation d'une cloison séreuse artificielle (procédé de Péan).

Observation. — Femme, 29 ans.

Clinique. — Douleurs abdominales intenses depuis 2 ans, troubles digestifs, troubles urinaires. Tumeur dans la fosse iliaque très mobile, qu'on réduit facilement sous les côtes. La forme et la consistance de la tumeur sont celles d'un rein hypertrophié et luxé. On intervient chirurgicalement en raison des douleurs.

Opération : 30 juin 1896.

Péan a décrit son procédé, au Congrès français de Chirurgie du mois d'octobre 1896 :

« Vu le siège pelvien de la tumeur, je donne la « préférence à l'incision transversale. La section est

« faite d'arrière en avant, du bord antérieur du carré « lombaire dans la direction de l'ombilic, sur une longueur de 15 centimètres. La tumeur mobile n'est pas « extra-péritonéale. La réduction du foie opérée, il « s'agissait de la maintenir. Tout d'abord je fais fixer « le foie par la main d'un aide et je renonce à le transfixer avec des fils de soie, comme je l'ai souvent fait « pour des déplacements de petits lobes hépatiques ou « dans les cas d'excision partielle de la glande, quand « il s'agissait d'hémorragies que ne pouvaient arrêter « ni le pincement, ni les cautérisations. En rattachant « le foie aux côtes on a pu, il est vrai, dans certains « cas, obtenir une bonne hémostase et des adhérences « solides, mais pour un déplacement aussi considérable « que celui que nous avons sous les yeux, il faudrait « transfixer profondément toute la masse du viscère sur « plusieurs points et s'exposer ainsi à produire de « graves désordres. Je pense que le mieux est de créer « au-dessous du foie une cloison séreuse artificielle, « transversale, d'une longueur suffisante pour prévenir « tout déplacement ultérieur.

« J'y parviens sans difficulté en adossant immédiatement au-dessous de l'organe réduit, le feuillet « pariétal antérieur du péritoine avec son feuillet « postéro-latéral, au moyen de fils de soie à anses « séparées comprenant ces séreuses, et partout où cela « est possible une certaine épaisseur de tissu fibro-cellulleux ou fibreux. Je renforce ensuite cette suture « par un surjet de catgut. Ainsi se trouve formé un « plancher solide, séparant complètement la nouvelle

« loge hépatique du reste de la grande séreuse et ne « gênant en rien le fonctionnement des canaux bi« liaires. Ce cloisonnement artificiel a été d'autant plus « facile à établir que la glande hépatique en se luxant « dans le bassin avait repoussé devant elle le côlon « ascendant et le transverse de droite à gauche et « qu'elle avait largement dilaté toute la séreuse du côté « latéral droit de l'abdomen.

« Bien entendu, les aiguilles et les fils qui ont servi « aux sutures ont été passés par l'ouverture faite au « péritoine, au niveau de l'incision abdominale ; cela « nous permet de refermer ensuite la plaie péritonéale « par un nouveau surjet de catgut et d'intercepter toute « communication de la cavité avec l'extérieur. »

Résultat. — Guérison. Au Congrès de chirurgie de Paris, octobre 1896, Péan déclarait la malade complètement guérie. L'opération datait de 3 mois.

IIe Groupe

Hépatopexie avec reconstitution de la paroi abdominale (Procédé de Depage).

Depage admet que l'hépatoptose est due surtout au relâchement de la paroi abdominale : il tente de reconstituer une paroi solide : « Je considère, dit-il, l'hépatopexie comme une manœuvre secondaire dans l'opération ; à mon avis, l'acte principal, c'est la laparectomie ».

Opération. — L'opération est ainsi décrite par l'auteur : « Nous limitons sur la paroi abdominale un lambeau que nous formons en faisant une incision transversale, allant de l'extrémité inférieure de la onzième côte à l'extrémité antérieure de la onzième côte du côté opposé. Des deux extrémités de cette ligne nous menons deux incisions obliques, allant jusqu'à une ligne horizontale passant par l'ombilic, et longues chacune de la moitié de l'incision primitive. Des deux extrémités inférieures des incisions, nous menons alors deux incisions courbes, à convexité externe, formant les trois quarts inférieurs d'un losange, terminé par une pointe assez prononcée à la partie inférieure.

« Après l'ablation de ce lambeau cutané, nous enlevons la ligne blanche jusqu'au bord antérieur du muscle droit, péritoine compris, puis nous attirons le ligament ombilical du foie avec l'extrémité du ligament falciforme dans l'angle supérieur de la plaie où nous le suturons, de manière à le raccourcir fortement ; nous procédons ensuite à la suture de la paroi abdominale qui doit être faite avec la plus grande minutie, pour éviter toute éventration ultérieure ; il faut rétablir les différents plans et les réunir ensuite aux plans sous-jacents. Nous mettons d'abord un plan de suture pour la séreuse, puis un plan comprenant le muscle et la séreuse ; un troisième plan comprenant le muscle seul, un quatrième comprenant l'aponévrose et le muscle ; un cinquième comprenant l'aponévrose seule ; un sixième comprenant la peau et les couches sous-jacentes ; un septième plan, comprenant la peau seule. La suture de la peau doit spécialement attirer notre attention ; les deux angles supérieurs du segment du losange sont suturés à la partie moyenne de la lèvre supérieure de la plaie transversale. On obtient une plaie en forme de T, dont la partie inférieure constitue un losange complet, cette plaie est ensuite suturée dans toute son étendue ».

CLINIQUE. — 1re *Observation*. — F., 67 ans. Crises douloureuses, vomissements, subictère. Travail impossible. Foie abaissé. Paroi abdominale relâchée.

2e *Observation*. — F., 36 ans. Douleurs intolérables. Troubles généraux. Subictère. Abaissement du foie. Éventration.

3e *Observation*. — F., 40 ans. Crises douloureuses. Vomissements. Subictère. Abaissement du foie. Éventration.

L'opération est compliquée ici par une cholédocotomie pratiquée dans le but d'enlever un calcul du cholédoque.

RÉSULTATS. — Cette opération a donné entre les mains de son auteur deux guérisons sur les trois opérées ; les deux femmes guéries font le sujet des deux premières observations ; la troisième, âgée de 40 ans, est morte de shock, 32 heures après l'intervention.

IIIe GROUPE

Hépatopexie simple.

Ce troisième groupe comprend les cas les plus nombreux d'hépatopexie où le chirurgien, après avoir réduit le foie, s'est contenté de le fixer à la paroi. Dans ce groupe, outre les 11 observations citées par Terrier, rentrent les 2 observations nouvelles de W. Ramsay et de Blanc.

Observation de Gérard-Marchant (mars 1891). — Femme de 37 ans.

Clinique. — Opérée antérieurement pour kyste hydatique du foie par la méthode de Récamier. Tumeur mobile de l'hypocondre droit réductible sous les côtes, et au-dessous de laquelle on sent une seconde tumeur mobile aussi, qui est le rein. Crises très douloureuses. On décide la laparotomie exploratrice avec l'arrière-pensée de trouver un kyste hydatique analogue à celui pour lequel la malade avait été opérée une première fois.

Opération. — Incision verticale au niveau de l'extrémité de la neuvième côte. On fixe le foie abaissé et mobile par 4 fils de soie passés dans son bord antérieur et d'autre part dans l'épaisseur du cartilage périchondral de la côte inférieure et à travers la paroi abdominale.

Résultats. — Guérison seulement après une néphropexie pratiquée en juin ; la malade, revue 8 mois après, présente de nouveau un abaissement du foie.

Observation de Langenbuch (1891). — Femme.

Clinique. — Déjà opérée antérieurement par la néphropexie lombaire pour un rein mobile du côté droit. De nouveau apparaissent des accidents douloureux localisés à droite et irradiant vers les parties voisines. On croit, en trouvant une tumeur dans la moitié supérieure droite de l'abdomen, à une récidive du rein mobile.

Opération. — Une laparotomie latérale fait constater l'existence d'un foie mobile : incision transversale des parois abdominales ; on passe à travers le bord inférieur du foie 8 fils de soie et on les fixe à la paroi abdominale. Hémorragie à peu près nulle.

Résultat. — Guérison se maintenant 3 mois après l'opération.

Observation de DESGUIN (1892). — Homme, 23 ans.

CLINIQUE. — Depuis des années, le malade a des douleurs intolérables dans le flanc et l'hypocondre droit.

OPÉRATION. — Accidents dus au chloroforme gênent les manœuvres chirurgicales : quelques points de fixation sont placés tant bien que mal.

RÉSULTAT. — Mort par péritonite aiguë.

Observation de RICHELOT (1893). — Femme, 28 ans.

CLINIQUE. — Tumeur dans la fosse iliaque droite, douleurs abdominales, vomissements bilieux ; tout travail est impossible. M. Richelot porte, à l'examen de la malade, le diagnostic de typhlite.

OPÉRATION. — Incision verticale le long du bord externe du muscle droit : le foie a contracté des adhérences dans la fosse iliaque droite : après avoir rompu les adhérences et réduit le foie, on le fixe à l'aide de 3 fils de catgut passant à travers les couches profondes de la paroi abdominale et, d'autre part, la zone épaissie de la capsule du foie.

RÉSULTAT. — Guérison : la malade a été revue 3 mois après l'opération.

Observation de LANELONGUE et FAGUET (1895). — Femme, 52 ans.

CLINIQUE — Tumeur volumineuse très mobile dans l'abdomen, affleurant le niveau du détroit supérieur. Sensation de pesanteur et douleurs abdominales. Troubles intestinaux. Diagnostic : tumeur de l'épiploon coexistant avec une cirrhose du foie.

OPÉRATION. — Laparotomie médiane, foie prolabé et cirrhotique ; pas de ligament falciforme : on avive une partie de la face convexe et on fixe à la paroi abdominale par 3 points de suture au catgut: « Les tentatives de réduction ne permirent pas de maintenir le foie dans sa situation normale ».

Résultat. — Guérison constituée 2 ans et 9 mois après l'opération: la cirrhose n'a pas progressé.

Observation de Bobroff (1895). — Femme, 50 ans.

Clinique. — Douleurs violentes à droite. Ictère. Faiblesse générale. Marche et position assise très pénibles. Le foie affleure presque la crête iliaque.

Diagnostic. — Déplacement du foie.

Opération. — Laparotomie, 2 fils de soie très gros sont passés dans toute l'épaisseur du foie et fixés à la 9e côte. On favorise les adhérences en labourant la face supérieure du foie avec l'aiguille à suture.

Résultat. — Amélioration: l'ictère que présentait la malade et qui avait diminué après l'opération reparaît peu après, mais les douleurs ont cessé et l'état général est bon.

*Observation d'*Abeilsa. — Homme, 20 ans.

Clinique. — Tumeur hépatique énorme, située dans l'hypocondre droit, lisse, mobile, avec crises douloureuses, vomissements, ictère.

Diagnostic. — Kyste hydatique du foie.

Opération. — Laparotomie médiane. Fixation du foie à la paroi abdominale par 4 fils de soie: cautérisation de l'organe au thermo-cautère pour obtenir des adhérences solides.

Résultat. — Guérison constatée 5 ans après l'opération.

Observations de Franke (1896).

1re *observation.* — Femme, 23 ans.

Clinique. — Depuis un an, la malade éprouve des douleurs dans tout l'abdomen et sent une tumeur qui s'y déplace. On trouve à l'examen, au-dessous des côtes, une tumeur du volume du poing, très mobile. Diagnostic : rein mobile malade.

Opération. — Laparotomie : incision parallèle au rebord costal. Le foie est fixé à la paroi abdominale par 9 fils de catgut placés à environ 0m,015 du bord.

Résultat. — Guérison se maintenant un mois après.

2e *observation*. — Femme, 41 ans.

Clinique. — Troubles généraux, perte d'appétit, malaises, vomissements, diarrhée, douleurs stomacales, font une première fois diagnostiquer et fixer un rein mobile : la femme guérit. Mais les mêmes accidents réapparaissent peu de temps après; on trouve dans le côté droit une tumeur mobile et on pose le diagnostic d'hépatoptose.

Opération. — Incision parallèle au rebord costal; le foie abaissé présentait un lobe étranglé, gros comme le poing, mobile et rattaché au lobe droit. Ce lobe étranglé est suturé au bord supérieur de la plaie par 5 fils. Le lobe gauche est fixé également par 3 ou 4 points de suture.

Résultat. — Guérison qui date d'un an.

Observation de J. Lucas-Championnière (1897).

Clinique. — Femme, 35 ans. A la suite du port d'une lourde charge, elle éprouva du malaise, une sensation d'étouffements, reste au lit une huitaine de jours. Depuis lors, constipation, pesanteur dans le ventre, douleur sous forme de tiraillement au creux épigastrique. Tiraillement en arrière du sternum jusqu'au niveau de la base du cou. Ventre pendant, éventration de la ligne blanche, le foie, mobile, descend par son lobe droit jusque dans la fosse iliaque.

Opération. — Laparotomie médiane : longue incision sus et sous-ombilicale, 7 fils de catgut, 4 pour le lobe droit, 3 pour le lobe gauche, traversent de part en part le bord antérieur du foie et le fixent à la paroi abdominale ; 2 autres fils sont passés dans le ligament suspenseur et dans la paroi. On touche ensuite avec une éponge trempée dans une solution phéniquée au 1/20° la surface péritonéale et hépatique.

Résultat. — Guérison : la malade est revue le 1er mai 1897, c'est-à-dire quelques mois après l'opération.

Observation de Delagenière (du Mans) (1897).

Femme, 30 ans.

Clinique. — Grande faiblesse générale, troubles de la menstruation. Cachexie, perte de l'appétit, vomissements. Douleur constante au creux de l'estomac. Ventre distendu à droite par une tumeur ; elle se continue en haut avec le foie, et descend jusque dans la fosse iliaque droite : elle est dure, résistante, légèrement mobile.

Opération. — *Premier temps : Laparotomie.*

Incision verticale de 15 centimètres : foie mobile, cirrhotique, qu'on réduit facilement.

Deuxième temps : Hépatopexie.

Voici, reproduite textuellement, la description de l'auteur : « Le foie est refoulé en haut dans sa position normale. Sur la face convexe du foie, je place 6 catguts destinés à la fixation de l'organe, selon la méthode enseignée par Guyon pour la fixation du rein. Ces fils sont distants les uns des autres environ de 15 millimètres. Chaque fil est double et un nœud est fait à son entrée et à sa sortie du parenchyme. Quatre sont à faux fil, deux en anse simple. Les anses plongent dans le tissu hépatique à 1 centimètre de profondeur et il y a 20 à 25 millimètres entre l'orifice d'entrée et celui de sortie. Chaque faux fil comprend 4 orifices. Les deux du milieu laissent à découvert 1 centimètre des deux catguts, tandis que les points hépatiques situés de chaque côté ont de 15 à 21 millimètres d'étendue et environ 1 centimètre de profondeur. Il en résulte que la glande hépatique présente sur sa face externe en dehors de son échancrure et près de son bord tranchant une surface quadrilatère longue environ de 7 centimètres et demi et large de 4 centimètres, comprise par les fils et destinée à la fixation. Il ne s'écoule pas de sang par les points de suture, grâce à la précaution prise d'employer une aiguille à surjet aussi fine que possible pour passer un catgut double aussi gros que possible (n° 3 du Répin). En outre, les nœuds placés à l'entrée et à la sortie du fil aident encore à l'hémostase.

« Chaque fil est placé dans la paroi de la façon suivante : la ligne directrice est le bord costal, qui doit correspondre à l'interstice compris entre les orifices d'entrée et de sortie des fils, de telle sorte que le foie ainsi fixé dépassera un peu plus que normalement le rebord costal. Les deux chefs postérieurs de chaque fil sont passés séparément et à un centimètre de distance l'un de l'autre, à travers le rebord costal et les plans musculaires, la peau exceptée, puis ils sont noués vigoureusement. On fait ainsi six nœuds avec les douze chefs postérieurs. Les douze chefs antérieurs sont placés de la même façon, mais dans l'épaisseur de la paroi abdominale, toujours en exceptant la peau qu'on a préalablement décollée ; les deux premiers répondent à l'incision de la paroi abdominale, mais les suivants s'en éloignent progressivement et suivant l'incurvation du rebord costal. »

Troisième temps. — L'auteur crée une fistule biliaire temporaire pour remédier à la cirrhose concomitante.

Résultat. — Guérison : la malade est revue le 8 mars 1897, c'est-à-dire 1 an et 1 mois après l'opération. Une grossesse survenue dans cet intervalle n'a pas compromis la fixation.

Observation de W. Ramsay (mai 1897).

La malade est une femme à qui on a déjà fixé les deux reins ; après ces deux opérations, elle est reprise de troubles digestifs, nausées, vomissements et éprouve la sensation de tumeur dans le flanc droit.

La femme étant debout, on constate à l'examen que le lobe droit bascule autour du lobe gauche fixe et descend dans l'abdomen plus bas que l'ombilic. On peut l'amener à sa position normale et même dans l'hypocondre gauche : ces mouvements sont douloureux et provoquent des nausées.

Opération. — 1er *temps : laparotomie.* — On trouve le ligament suspenseur très allongé.

2e *temps.* — On frotte la partie supérieure du foie avec un tampon de gaze stérilisée pour provoquer des adhérences. A travers le ligament suspenseur, tout près du foie, on passe un fil de soie qu'on noue à ce ligament, puis un chef de ce fil est passé de haut en bas sur le cartilage de la septième côte et pendant qu'on maintient le foie en place, ramené vers le deuxième chef et noué solidement.

Mais le bord droit paraissant encore trop mobile, on passe dans ce lobe, à 6 centimètres du bord correspondant, deux catguts passés ensuite dans la paroi adjacente. Le foie saigne abondamment, mais l'hémorragie s'arrête dès que les fils sont serrés.

Résultat. — Guérison : la malade revue un an après l'intervention ne souffre plus, est bien portante et travaille toute la journée.

Observation de Blanc, de Saint-Étienne (1897).

La malade est âgée de 35 ans et atteinte d'ataxie locomotrice.

Elle a éprouvé des poussées fébriles avec frissons violents, vomissements bilieux, température s'élevant à 40°, 41° ; des symptômes surviennent tous les 5 à 6 jours, pendant les crises il se produit un léger ictère et le foie présente un volume considérable.

L'examen pratiqué dans l'intervalle de deux accès montra un foie gros, abaissé de 2 à 3 travers de doigt au-dessous de l'ombilic : on pouvait le remonter sous les fausses côtes en le prenant entre la paume de la main et le pouce ; abandonné à lui-même il retombait aussitôt.

On fait le diagnostic d'hépatoptose totale provoquant des accès fébriles par coudure des voies biliaires et rétention biliaire consécutive.

Opération. — L'opération est pratiquée le 15 février 1896.

1er *temps.* — Incision verticale allant des fausses côtes à l'ombilic le long du bord externe du muscle grand droit. Le foie est dur, étranglé en sablier, abaissé en masse. On le réduit.

2° *temps.* — Avivement au bistouri de la face antérieure du foie et de la face interne des fausses côtes pour adosser les surfaces cruentées.

3° *temps.* — 3 fils de soie n° 3 sont passés à $1^{mm},5$ de profondeur dans le parenchyme hépatique et entre les cartilages des fausses côtes auxquels le foie est suspendu. De plus, 3 fils de soie fixent le foie à la partie supérieure de l'incision en comprenant le péritoine et le plan musculo-aponévrique.

RÉSULTAT opératoire parfait : disparition des poussées douloureuses et fébriles depuis l'opération, c'est-à-dire un an et demi après.

De l'exposé rapide que nous venons de faire des trois méthodes d'hépatopexie, une conclusion se dégage; l'efficacité de l'opération dans la plupart des cas. Les résultats obtenus donnent en effet treize guérisons, deux morts et deux cas incertains.

Des deux morts, l'une est due au shock opératoire (observation de Depage); l'autre à des accidents septiques (observation de Desguin).

Les deux cas incertains ont trait aux malades de Gérard-Marchant et de Bobroff; chez l'une les douleurs ont persisté et n'ont cédé qu'à une néphropexie faite quelque temps après; chez l'autre l'ictère qui s'était produit au cours de l'hépatoptose a persisté.

Dans les treize autres cas, la guérison s'est manifestée par la disparition des phénomènes douloureux, des troubles digestifs et nerveux, le retour des forces et le maintien de la fixation du foie.

Ces résultats sont donc très encourageants et justifient l'opération. Mais s'ils nous permettent de décider l'hépatopexie, nous permettent-ils de faire choix d'un procédé.

La méthode de Péan compte un succès, mais l'observation a été publiée à une date trop rapprochée de l'opération pour qu'on puisse apprécier la valeur exacte du procédé.

La méthode de Depage a donné entre les mains de son auteur deux guérisons sur trois interventions ; elle a pour but la reconstitution d'une paroi abdominale solide, mais nous savons que la distension de la paroi ne joue qu'un rôle accessoire dans l'hépatoptose, à la rigueur on pourra avoir recours à cette pratique dans les cas de relâchement trop considérable du ventre, mais elle sera restreinte car la ptose hépatique coexiste assez souvent avec une paroi abdominale solide ; enfin la laparotomie n'est là qu'un temps de l'opération, puisque l'opérateur y ajoute le raccourcissement et la fixation du ligament suspenseur ; à ce titre, elle pourra compléter utilement la fixation du foie à la paroi.

Reste le troisième procédé, de beaucoup le plus employé, l'hépatopexie simple : c'est en définitive celui que nous pouvons le mieux juger, tant par les observations assez nombreuses qu'il compte que par la notable proportion de guérisons qu'il a données, 10 sur 13 interventions. — Mais la conduite suivie au cours de ces 13 interventions varie avec les opérateurs.

Examinons en effet un à un les divers temps du manuel opératoire.

Premier temps. — Laparotomie.

L'incision verticale est employée par la plupart des chirurgiens, mais tandis que les uns, Areilsa, Lanelongue, Lucas-Championnière, pratiquent l'incision médiane, les autres, Gérard-Marchant, Desguin, Richelot, Delagenière, Blanc, lui préfèrent l'incision latérale, le long du bord externe du muscle droit; d'autres enfin, Langenbuch, Franke, ont recours à l'incision transversale, parallèle au rebord costal.

Second temps. — Hépatopexie.

Là, les divergences s'accusent encore davantage, le nombre des fils destinés à fixer le foie est variable. Langenbuch emploie 8 fils, Richelot, Lanelongue, Blanc, W. Ramsay, Franke, Lucas-Championnière, 9, Gérard-Marchant, Areilsa, 4, Bobroff, 2.

Les uns se servent de fils de soie, les autres de fils de catgut et les font pénétrer soit à travers toute l'épaisseur du foie, d'une face à l'autre (Gérard-Marchant, Bobroff, Lucas-Championnière), soit à une profondeur variable, 1 à 2 centimètres, dans le parenchyme hépatique.

Ces fils vont servir à suspendre le foie soit aux côtes (Bobroff), soit à la paroi abdominale (Langenbuch, Richelot), soit aux deux à la fois (Gérard-Marchant, Delagenière).

Enfin certains opérateurs, pour assurer une fixation

plus solide, créent des adhérences cicatricielles entre le foie et la paroi, en avivant la face supérieure de l'organe au bistouri ou au thermo-cautère; ils mettent ainsi en pratique le conseil donné par Faure dans sa thèse, en 1892.

On voit donc, par ce qui précède, que la technique opératoire de l'hépatopexie simple est loin d'être *réglée* Tout en s'inspirant d'un même procédé, les chirurgiens appliquent, à le réaliser, des moyens différents ; les résultats ainsi obtenus ne peuvent donc pas être comparés et servir de termes d'appréciation.

Jusqu'à présent, nous ne pensons pas que les seuls résultats puissent juger la valeur respective des divers procédés.

L'hépatopexie totale ne peut devenir efficace que grâce aux perfectionnements de sa technique. Nous verrons au chapitre suivant si la conduite suivie par le Dr Legueu, au cours des deux hépatopexies qu'il a pratiquées, apporte quelque modification heureuse aux moyens employés jusque-là.

L'étude rapide que nous venons de faire des divers procédés va nous permettre en effet de classer dans un des trois groupes précités le procédé auquel a eu recours le Dr Legueu et de mettre en lumière les points spéciaux de sa technique : nous verrons comment il résout les difficultés de l'opération, comment il répond aux exigences d'une fixation durable et par là nous jugerons son efficacité thérapeutique ; nous dirons enfin les résultats qui lui sont dus.

CHAPITRE III

PROCÉDÉ DE LEGUEU

Description.

Ce procédé consiste essentiellement à suspendre le foie au moyen d'un vaste échelon de fil double soulevant l'organe par sa face inférieure.

Mais il faut éviter, au cours de cette technique, de prendre la vésicule biliaire dans l'anse formée par le fil; on y parvient par un petit stratagème que nous indiquerons plus loin.

Le fil dont on se sert est un fil de grosse soie qu'on double de manière à augmenter sa résistance; ainsi doublé le fil a une longueur de 75 centimètres. Le passage est pratiqué à l'aide de l'aiguille de Reverdin.

LAPAROTOMIE. — *Premier temps.* — On pratique une incision le long du bord externe du muscle grand droit, l'extrémité supérieure de l'incision dépasse de 5 à 6 centimètres le bord inférieur de la cage thoracique.

Deuxième temps. — Hépatopexie.

On fait écarter par un aide la lèvre droite de la plaie abdominale de manière à découvrir le lobe droit du foie sur une grande étendue. L'extrémité droite du lobe étant découverte aussi loin que possible, on fait pénétrer l'aiguille de Reverdin de la face inférieure à la face supérieure du foie à 4 ou 5 centimètres en arrière du bord antérieur.

Le fil est accroché et l'aiguille retirée fait sortir l'anse à la face inférieure, laissant les deux chefs du fil 1 et 2 émerger d'une longueur suffisante à la face supérieure. C'est cette anse qu'il faut conduire sur la face inférieure du foie en évitant la vésicule biliaire. Pour cela l'aiguille de Reverdin pénètre dans le parenchyme hépatique à gauche de la vésicule aussi loin que possible, contourne la face supérieure de cette vésicule et vient ressortir à sa droite ; là elle prend le fil double et, le conduisant de droite à gauche, le fait émerger sur la face inférieure du foie en dedans de la vésicule biliaire.

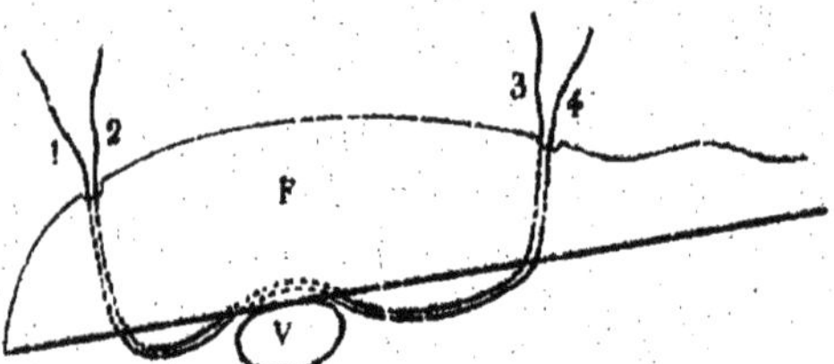

Schéma d'une coupe verticale du foie suivant son axe transversal.

F. Foie. — V. Vésicule biliaire. — 1 et 2. Chefs de droite. — 3 et 4. Chefs de gauche.

Repassant de nouveau à travers l'épaisseur de la glande, mais cette fois de la face supérieure à la face inférieure, l'aiguille fait ressortir l'anse à la face supérieure du foie.

On obtient ainsi la disposition que l'on voit sur la

figure ci-dessus : le fil double forme une anse continue embrassant sur une large surface la face inférieure du foie et se terminant à la face supérieure par quatre chefs, deux à l'extrémité droite du foie 1 et 2, deux à l'extrémité gauche, 3 et 4. Il figure ainsi un vaste échelon qui accroche et soulève le foie.

Cet échelon va être fixé aux côtes et à la paroi abdominale.

Pour les chefs de droite l'aiguille de Reverdin passée dans les espaces intercostaux les fait revenir dans le tissu sous-cutané l'un après l'autre, à quelques centimètres de distance. Les fils de gauche sont passés à travers les couches profondes de la paroi abdominale.

On serre ensemble les deux chefs de droite 1 et 2 ; on fait de même pour les chefs de gauche, 3 et 4 ; on assure ainsi par des sutures perdues sous-cutanées la fixation du foie aux côtes et à la paroi abdominale. Ces fils ne doivent pas être trop serrés ; on s'arrête dès que le foie suffisamment relevé vient au contact de la concavité du diaphragme.

Troisième temps. — Suture de la paroi abdominale à trois étages.

Telle est la conduite suivie dans les deux cas d'hépatopexie dont nous publions plus loin les observations.

Dans le premier cas, aucun avivement du foie n'a été pratiqué.

Dans le second cas, on s'est contenté de cautériser légèrement au thermo-cautère la surface convexe du foie, dans l'intervalle des points de suture.

Discussion.

Le procédé que nous venons de décrire doit être considéré à deux points de vue :

Au point de vue des résultats qu'il a donnés, au point de vue des indications opératoires qu'il remplit. En un mot il a une valeur pratique et une valeur théorique.

Sa valeur pratique est restreinte. Nous avons dit quelle importance limitée il fallait accorder aux succès acquis, dans l'appréciation des diverses méthodes d'hépatopexie : les observations en sont trop peu nombreuses et, pour quelques-unes, trop récentes.

Il en est de même ici : les deux observations que nous publions ne suffisent pas pour porter un jugement définitif, les malades n'ont pas été suivies assez longtemps. Nous nous bornerons donc à citer les résultats sans vouloir en tirer d'indications trop précises

La discussion que nous entreprenons sera une discussion toute théorique. Nous supposons l'hépatopexie décidée et acceptée.

Quelles indications opératoires se présentent au chirurgien ? Comment va-t-il les remplir ?

L'organe à fixer est avant tout un organe de volume et de poids considérables, il pèse près de deux kilogrammes ; le tissu en est très friable, très exposé aux déchirures. La fixation exigera donc une prise solide et étendue.

Nous avons vu quels moyens ont été employés jusque-là par les opérateurs pour répondre à ces indications. Voyons maintenant quelles modifications le procédé de Legueu apporte aux méthodes précédentes et la valeur qu'on doit lui attribuer.

Après sa réduction, réalisée complètement dans un cas, incomplètement dans l'autre, le foie a été fixé aux côtes et à la paroi abdominale.

Cette fixation, qui a pour but la formation d'adhérences destinées à maintenir la glande, a été pratiquée au moyen d'un fil de soie. La soie nous semble préférable au catgut qui se résorbe trop vite et ne maintient pas l'organe assez longtemps au contact de la paroi pour permettre la formation d'adhérences solides. On a reproché à la soie de faire courir à l'opéré le danger d'infection par son séjour prolongé dans la cavité abdominale : l'asepsie minutieuse du fil met à l'abri de ce danger. L'emploi de la soie a permis de simplifier l'opération en n'employant qu'un seul fil : pour augmenter la résistance de ce fil, on l'a doublé et on l'a passé de telle façon que toute déchirure du tissu est impossible.

Ici l'opérateur se sépare nettement de la majorité des chirurgiens. Il n'a pas craint, pour assurer une fixité durable, de traverser le foie de part en part. Jusqu'ici la grande préoccupation des chirurgiens avait été d'éviter précisément la perforation de l'organe : leurs fils pénétraient dans le tissu de la face supérieure du foie à une profondeur de quelques centimètres seulement.

M. Richelot a exprimé les raisons d'une telle conduite : « Les fils, dit-il, doivent être passés entre les couches profondes de la paroi abdominale et la face convexe du foie et appliquer celle-ci au péritoine pariétal sans traverser l'organe de part en part car le contact arrête l'hémorragie tandis que les trous de la face inférieure pourraient saigner gravement ».

L'hémorragie ne semble pas à craindre autant que le dit M. Richelot. Si elle s'est produite chez la malade de W. Ramsay elle a été rapidement arrêtée par le serrage des fils. Dans nos deux observations elle a été insignifiante.

En pénétrant ainsi à une petite profondeur dans le foie, les chirurgiens sont obligés d'employer un grand nombre de fils pour garantir la solidité de la fixation. Pour répartir également la pression sur tous ces fils, il faut les serrer d'une manière égale et c'est là la grande difficulté de l'opération. Toutes les anses doivent, en effet, supporter la même traction, sous peine d'amener la dilacération du tissu hépatique aux points où la pression s'exerce le plus fort. Et malgré le nombre des fils employés, malgré le serrage régulier des anses, est-on sûr d'obtenir une solidité suffisante ?

A ce propos, voici comment s'exprime M. Defontaine: « La fixation est-elle définitive ? Il est permis d'en douter. Si l'on considère comment est nécessairement faible le mode de fixation qui retient par des sutures, même nombreuses, une partie du bord antérieur d'un organe aussi volumineux, on doit s'attendre à bien des échecs ». Nous partageons absolument la conviction de M. Defontaine.

Il nous semble, au contraire des méthodes précédentes, que notre procédé comporte des garanties bien plus sérieuses de solidité et c'est là ce qui constitue sa véritable originalité. Ce vaste échelon jeté d'une extrémité à l'autre du foie répartit sur une large surface l'effort considérable exercé par la masse hépatique et allège d'autant chaque point de cette surface.

Cette traction continue s'exerçant uniformément à travers toute l'épaisseur du foie ne court pas risque de dilacérer le tissu et simplifie l'opération en évitant le serrage égal toujours difficile de fils nombreux. Le foie ainsi suspendu par son bord antérieur, retenu en arrière par le ligament coronaire semble donc bien maintenu.

L'opération a été complétée chez l'une des malades par l'avivement de la face convexe du foie au thermocautère; c'est là une pratique conseillée par Faure qui l'a expérimentée chez le chien, et appliquée à l'homme par quelques opérateurs. Le but est d'obtenir des adhérences cicatricielles entre le foie et la paroi et voici les constatations faites par Faure à l'autopsie des chiens soumis à ce procédé :

« Sur toute la périphérie de la zone décortiquée il y a des adhérences péritonéales simples entre le feuillet hépatique et le feuillet pariétal. Ces adhérences sont déjà solides; cependant lorsqu'on tire sur le lobe du foie, elles se laissent assez facilement déchirer. Mais entre la zone décortiquée et la paroi abdominale, les adhérences sont beaucoup plus fermes, au point que lorsqu'on vient encore à exercer sur le foie des tractions suffisantes, celui-ci se déchire en plein tissu, laissant une couche d'une certaine épaisseur adhérente à la paroi ».

Cette pratique ne peut donc qu'ajouter à la solidité de la fixation : elle complètera heureusement l'opération.

Ajoutons que, dans nos deux observations, le lobe droit seul a été fixé. Ce lobe fait le plus souvent tous les frais du déplacement, sollicité à la chute par son poids plus considérable ; d'ailleurs dans la réduction de l'hépatoptose, le lobe gauche suit toujours l'ascension de son congénère.

De la discussion qui précède, il ressort que notre procédé présente de nombreux avantages ; il ne fait pas plus que les autres courir aux opérés le danger d'infection ou d'hémorragie, il simplifie la technique opératoire, assure enfin une fixation solide.

Les résultats sont venus montrer la guérison des deux opérées et la parfaite innocuité du procédé.

Résultats.

Les suites opératoires ont été simples. Elles ont été marquées, chez nos deux malades, par une légère douleur diaphragmatique correspondant aux attaches nouvelles données au foie, mais cette douleur disparut rapidement.

De la malade qui fait le sujet de la première observation, c'est tout ce que nous savons ; elle quitta l'hôpital 15 jours après l'intervention, elle n'a pas été revue depuis.

Nous venons de revoir ces jours-ci, M. Legueu et moi, la malade de l'observation II, la dernière opérée. En ce moment, c'est-à-dire 5 mois après l'opération, elle est bien portante. Son état général est excellent, ses forces sont revenues, les crises douloureuses, crises hépatiques avec irradiations à l'épaule et à l'ombilic ont cessé, les troubles nerveux et digestifs ont disparu, la malade a engraissé.

L'examen du foie fait constater le maintien de la fixation ; il n'est plus douloureux au palper et dépasse le rebord des fausses côtes de trois travers de doigt. Ici la réduction complète du foie avait été impossible à cause de la déformation qu'il présentait ; son diamètre antéro-postérieur était augmenté, il était très aminci, comme laminé. D'ailleurs le foie pas plus que le rein ni l'utérus ne peuvent être réduits dans leur situation normale. Malgré l'impossibilité de cette réduction la glande hépatique fut fixée facilement et il semble que cette immobilisation seule ait suffi pour amener la guérison.

On voit donc que ce qui importe le plus au point de vue des résultats, c'est la fixité hépatique : cette fixité devra donc être recherchée à tout prix. Dans le cas particulier qui nous occupe, théoriquement et pratiquement, cette fixité semble avoir été obtenue.

En définitive, nous arrivons, à la fin de notre thèse, aux conclusions suivantes :

CONCLUSIONS

I. L'hépatopexie totale est une opération rationnelle, justifiée par les bons résultats qu'elle a donnés.

II. Le procédé de Depage, de Bruxelles, consistant dans la reconstitution d'une paroi abdominale reste un procédé d'exception qui pourra compléter heureusement certaines hépatopexies.

III. Les procédés d'hépatopexie simple auxquels ont eu recours jusqu'ici la plupart des chirurgiens sont d'une exécution assez compliquée et n'offrent pas des garanties suffisantes de solidité.

IV. Le procédé du Dr Leguen assure une fixation du foie plus solide que les autres moyens, il est d'une exécution plus simple, il n'expose pas à plus d'inconvénients. Pour toutes ces raisons nous le considérons comme le procédé de choix.

OBSERVATIONS INÉDITES

Observation I.

Néphroptose. — Entéroptose. — Hépatoptose. — Hépatopexie.

Une femme de 31 ans se présentait au mois de juin 1897, à l'hôpital Broca, dans le service du Dr Pozzi.

Mariée, elle n'eut qu'un enfant, il y a six ans. Les douleurs qui l'amènent à l'hôpital ont débuté deux ans avant sa grossesse, il y a 8 ans. A cette époque, elle commença à souffrir dans le ventre et dans les reins: cette douleur s'exagéra à la longue et revint bientôt sous forme de crises, donnant la sensation d'arrachement. En même temps se déclarèrent des vomissements, accompagnés de brûlure au creux de l'estomac: les crises douloureuses survenant après les repas furent suivies d'ictère: cet ictère durait quelquefois une semaine.

La femme mena à bien sa grossesse: après l'accouchement les crises douloureuses devinrent plus fréquentes, plus violentes que jamais. En même temps se développaient des troubles digestifs et nerveux qui depuis lors n'ont fait que s'accroître.

Voici quel est l'état de la malade à son entrée à l'hôpital. Les vomissements sont fréquents, l'anorexie presque complète: les digestions sont laborieuses, l'estomac est distendu après les repas.

La malade éprouve des faiblesses dans les jambes, des palpitations, des bourdonnements d'oreille, des sueurs froides; elle est très nerveuse, son caractère s'est modifié, elle est devenue triste, découragée, elle voit tout en noir.

A l'examen, on constate une dilatation considérable de l'estomac et de la mobilité des deux reins. Le rein droit est mobile au 3e degré, le rein gauche ne l'est qu'au second : ils ne sont pas douloureux au palper; cependant on constate une sensibilité plus grande du rein droit. En outre le foie est mobile, descendant assez bas dans l'abdomen. L'utérus est en rétroflexion et mobile, les annexes sont sains : la paroi abdominale est flasque, relâchée, les muscles sont sans énergie, sans tonus.

M. Pozzi pratique la néphropexie droite le 2 juillet et la malade quitte le service, 21 jours après.

Quelques jours après elle entrait à nouveau à l'hôpital. Elle souffrait d'une douleur fixe à l'hypocondre droit, douleur assez vive pour l'empêcher de marcher, de se tenir debout. Elle demande avec insistance à être soulagée. A ce moment elle est vue par le Dr Legueu qui vient de prendre la direction du service; elle présente le tableau classique de l'entéroptose avec troubles neurasthéniques peu développés. On discute l'opportunité d'une nouvelle intervention; mais en présence de la mobilité considérable du foie on se demande si les troubles digestifs et le point douloureux fixe à droite n'y sont pas liés.

Le foie déborde en effet les fausses côtes et affleure le niveau de l'ombilic. Le bord tranchant est nettement senti au-devant du rein droit fixé, il suit les mouvements de la respiration. On peut refouler en partie le foie sous les fausses côtes, mais cette manœuvre est douloureuse. Le foie ne présente par ailleurs aucune altération.

La laparotomie est proposée et acceptée, et le 9 août on pratique l'hépatopexie par le procédé qui est décrit plus haut.

Les suites opératoires furent bonnes ; la malade quitta l'hôpital 15 jours après l'opération.

Observation II.

La malade est une femme de 27 ans, exerçant la profession de concierge. Elle est entrée à l'hôpital Saint-Louis, dans le service du Dr Nélaton, salle Denonvilliers, le 20 août 1897.

Ses antécédents héréditaires sont nuls. Dans ses antécédents personnels, elle signale une fièvre typhoïde à l'âge de 3 ans, la variole à 6 ans. Mariée, elle n'a pas d'enfants ; on ne relève rien dans ses antécédents génitaux.

Il y a 2 ans, elle s'est aperçue que son ventre avait grossi brusquement ; en même temps elle a été prise le matin au réveil de nausées et de vomissements bilieux. Puis les douleurs ont apparu se traduisant par une sensation de pesanteur, de tiraillement dans l'abdomen.

Par instants, surviennent des crises douloureuses aiguës dans l'hypocondre droit, irradiant vers l'épaule et l'ombilic, le décubitus atténue ces douleurs sans les supprimer.

La malade a perdu l'appétit, a maigri ; elle est devenue très nerveuse, irritable, elle se met en colère, pleure sans raison.

A son entrée à l'hôpital, elle ressent une lassitude extrême et présente du subictère.

A l'examen, on trouve une augmentation de volume assez considérable du foie : le bord inférieur dépasse de quelques travers de doigt le niveau de l'ombilic. Le bord supérieur ne remonte pas au delà de la hauteur normale. La surface est lisse, régulière. Le foie est douloureux au palper ; il est mobile sous l'influence de la respiration, mais la douleur au palper gêne l'exploration à ce point de vue.

Le rein n'est pas mobile.

En présence des antécédents de la malade, on pense à un kyste hydatique probablement central et on propose la laparotomie.

L'opération est pratiquée le 25 août 1897. Une fois le péritoine ouvert, le foie apparait avec sa consistance et sa coloration normales ; il déborde les fausses côtes dans une étendue considérable et montre sa face convexe devenue antérieure. En outre il a été comme étiré, aminci au point qu'en le prenant entre le pouce et l'index, placés l'un sur la face supérieure, l'autre sur la face inférieure, on ne sent qu'une interposition de quelques centimètres, bien inférieure à celle que devrait donner l'épaisseur normale du parenchyme. Cette épaisseur est si restreinte qu'on renonce à pratiquer une ponction exploratrice, d'ailleurs l'organe ne présente aucune apparence de kyste. On se borne à le réduire sous les fausses côtes et à le fixer. Dans la manœuvre de réduction, le ligament suspenseur très aminci et relâché se plisse.

Les suites de l'opération furent bonnes, à part une douleur thoracique correspondant au point d'attache du foie, douleur qui ne dura pas.

La malade revue 5 mois après est très améliorée et pour ainsi dire guérie ; la fixation se maintient, la malade a repris ses forces, son appétit ; les douleurs et les troubles nerveux ont disparu.

INDEX BIBLIOGRAPHIQUE

GÉRARD-MARCHANT. — *Académie de médecine*, 11 août 1891, et *Thèse* de Fauro, 1892.

LANGENBUCH. — *Deutsch. med. Wochenschrift*, 1891, p. 1241.

DESGUIN. — *Annales de la Société de méd. d'Anvers*, 1892.

RICHELOT. — *Gazette hebd. de méd. et de chir.*, 1893, p. 342-44.

LANELONGUE et FAGUET. — *Thèse* de Couturier, Bordeaux, 1895, et *Congrès de Bordeaux*, 1895.

BOBROFF. — *Wratch*, 1895, n° 46, p. 1299, et *Annales de chir. russes*, 3, 1897.

ENRIQUE AREILSA. — *Rivista di medicina y cirurgica practica*, 5 juillet 1896, p. 24.

FRANKE. — *Centralblatt für Chir.*, 1896, p. 776-777.

PÉAN. — *Congrès de chir.* Paris, octobre 1896.

H. DELAGENIÈRE. — *Archives prov. de chir.*, 1897, et *Société de chir.*, avril 1897.

J. LUCAS-CHAMPIONNIÈRE. — Cité par Guéniot, dans un article sur le foie mobile, et *Gazette des hôp.*, 1er avril 1897.

DEPAGE. — De l'intervention chirurgicale dans la splanchnoptose. Bruxelles, 1893.

WINSON RAMSAY. — *Brit. med. Journal*, p. 1152, 8 mai 1897, et *Presse médicale*, juin 1897.

BLANC. — *Association française pour l'avancement des Sciences. Congrès de Saint-Étienne*, 5-12 août 1897, et *Presse méd.*, 4 septembre 1897.

J.-L. FAURE. — *Thèse* de Paris, 12 mars 1892.

TERRIER et AUVRAY. — *Revue de chir.*, n°s des mois d'août et septembre 1897.

DEFONTAINE (du Creusot). — *Arch. prov. de chir.*, 1er août 1897.

COUTURIER. — *Thèse* de Bordeaux, 26 juillet 1895.

SEGOND. — Traité de chirurgie, tome VII.

TABLE DES MATIÈRES

CHARTRES. — IMPRIMERIE DURAND, RUE FULBERT.

CHARTRES. — IMPRIMERIE DURAND, RUE FULBERT.

www.ingramcontent.com/pod-product-compliance
Ingram Content Group UK Ltd.
Pitfield, Milton Keynes, MK11 3LW, UK
UKHW021145230726
13926UKWH00002B/931

9 782016 177884